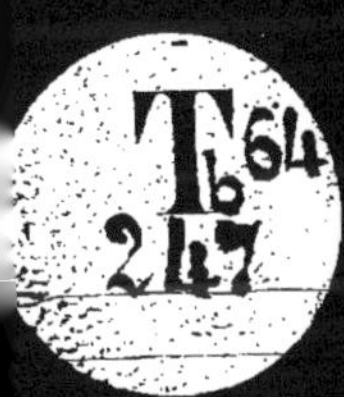

ÉTUDE DE LA VIE INTÉRIEURE OU SPIRITUELLE
CHEZ L'HOMME

RECHERCHES

Physiologiques et Philosophiques

SUR LE MAGNÉTISME

LE SOMNAMBULISME ET LE SPIRITISME

THÉORIE NOUVELLE

DE LA PENSÉE, DE L'EXTASE, DE LA LUCIDITÉ SOMNAMBULIQUE
ET MÉDIANIMIQUE

ROLE DU CŒUR ET DU CERVEAU

Par le Docteur GUYOMAR (de la Roche-Derrien)

« Non erubesco Evangelium. »

PARIS

ADRIEN DELAHAYE, LIBRAIRE-ÉDITEUR

PLACE DE L'ÉCOLE-DE-MÉDECINE

1865

A

MONSIEUR LE MARQUIS DU PLANTY

DOCTEUR EN MÉDECINE

CHEVALIER DE LA LÉGION D'HONNEUR

PRÉSIDENT DE LA SOCIÉTÉ DE MAGNÉTISME DE PARIS

TÉMOIGNAGE D'UNE HAUTE ESTIME

ET D'UNE VIVE SYMPATHIE

Fiat lux.

Paris. — Imp. Émile Voitelain et Ce, rue J.-J. Rousseau, 15.

ÉTUDE
SUR CERTAINS PHÉNOMÈNES
DE LA
Vie intérieure ou spirituelle chez l'Homme
ET SPÉCIALEMENT SUR LE RÔLE
Du cœur et du cerveau, dans le somnambulisme l'extase, la lucidité et la médianimité

COMMUNICATION FAITE A LA SOCIÉTÉ DE MAGNÉTISME DE PARIS

DANS LE MOIS DE SEPTEMBRE 1864

I

Messieurs,

Je désire entretenir la Société d'une découverte que j'ai faite, il y a déjà quatre ans, et dont les conséquences, si je ne me trompe, sont extrêmement importantes, non-seulement au point de vue du magnétisme qui vous occupe ici, mais au point de vue physiologique et nosologique, et d'une façon plus générale encore, au point de vue de la connaissance des états et des troubles infiniment variés de la vie intérieure ou spirituelle chez l'homme.

Il s'agit d'un phénomène physiologique qui serait, à

mon avis, le *signe sensible* le plus certain du somnambulisme réel, de l'extase et de la lucidité, en même temps que *la preuve la plus irréfragable d'un principe ou plutôt d'un être immatériel dans l'homme*.

En auscultant le cœur d'un être humain à l'état de veille et à l'état ordinaire de santé, j'ai reconnu, et tout le monde peut le constater comme moi, qu'il y a dans ce bruit particulier qu'on appelle *bruit du cœur*, non-seulement un tic-tac mécanique, le seul connu et apprécié des médecins, mais encore une sorte de mouvement vital ou de *frémissement vibratoire* qui accompagne, enveloppe et pénètre ce tic-tac.

Pour vous faire une idée du bruit complexe du cœur chez une personne en état de veille, imaginez une montre plongée dans une cavité close où circulerait un courant continu d'un gaz quelconque. Le tic-tac de la montre représenterait le tic-tac organique ou mécanique du cœur, le bruit continu du gaz représenterait le bruit de la vibration ou du frémissement vital du cœur. Ce sont là les deux *pouls* de deux vies bien distinctes, mais pourtant intimement unies, qui résident dans l'homme, à savoir le tic-tac organique pour la vie organique, et le *frémissement vibratoire* pour la vie spirituelle.

Tel est, dis-je, l'état du cœur chez une personne à l'état ordinaire de veille et de santé (1).

Quant au cerveau, si on l'ausculte dans les mêmes circonstances, l'on n'y constate absolument aucun bruit, et, à part le battement des artères temporales, qui n'ont rien à faire ici, le silence le plus complet règne dans toute la boîte crânienne. Ce silence quasi-sépulcral du crâne est sans doute la cause du dédain peu motivé qu'ont de tout temps manifesté les médecins pour l'auscultation du cerveau.

(1) L'on trouvera à la dernière page de cette brochure une note physiologique sur la vibration du cœur.

Il n'en est plus de même lorsqu'on vient à ausculter le cœur et le cerveau d'une personne plongée dans l'extase, dans la lucidité, dans le somnambulisme complet et dans une foule d'autres états spirituels analogues. Mais ne parlons ici que du somnambulisme complet et de l'extase prolongée afin d'avoir un type bien caractérisé pour servir à nos démonstrations.

J'ai constaté en effet sur un grand nombre de sujets, vraiment somnambules, que, chez eux, durant le passage si subit et si remarquable de l'état de veille au somnambulisme et à l'extase, la vibration spirituelle ou le frémissement vital s'exhale et disparaît du cœur pour n'y laisser plus percevoir qu'*un tic-tac sec*, d'ailleurs parfaitement calme et régulier. Évidemment il s'est opéré là un dédoublement de la vie humaine du cœur. Si, dès ce moment, l'on ausculte le cerveau, *au niveau des régions temporales*, l'on y découvre une vibration harmonieuse spéciale « *sui generis* » généralement continue comme le bruit de l'infini, ou comme celui d'un vent impétueux : « *sonus tanquàm advenientis spiritûs vehementis,* » bruit de souffle ou plutôt de flamme, en tout point analogue à la vibration ou au frémissement qui, tout à l'heure, durant l'état de veille, résidait à la région gauche du thorax et qui s'y confondait avec le tic-tac organique. Bien plus, il m'est arrivé de pouvoir saisir nettement, au cœur même, les dégagements tantôt graduels, tantôt brusques et rapides comme l'éclair, de cette vibration ou de ce frémissement durant les mouvements particuliers d'expiration, qui, comme chacun peut le remarquer, préludent d'ordinaire au somnambulisme complet; d'autre part, j'ai entendu et senti sous mon oreille l'accumulation de la vibration, s'il est permis de s'exprimer ainsi, s'opérer au cerveau que j'auscultais, à mesure que cette vibration s'y établissait pour constituer le sommeil lucide complet.

Je puis le dire sans mentir, j'ai passé plus de mille

heures de ma vie, et j'en passerais volontiers dix mille, à écouter ce bruit *ineffable* de la vie intérieure, à suivre ses mouvements divers et ses pérégrinations du cœur au cerveau et réciproquement, non-seulement avant, pendant ou après l'état somnambulique, mais dans une foule d'autres états morbides spirituels, tels que catalepsie, extase, anéantissements, chorée, manie, folies, délires et convulsions de toutes sortes. Voilà au moins trois ans que mon œil regarde, que mon oreille écoute et que ma pensée tout entière est concentrée sur ce sujet. — Il n'y a donc plus de doute pour moi ; il s'opère, au moment de tomber dans l'état somnambulique, un dégagement de quelque chose de frémissant du cœur, et un transport de cette même chose au cerveau. C'est pourquoi je soutiens que c'est du cœur que vient ce sommeil et non du cerveau ; ce dernier organe n'est impressionné que consécutivement à l'ébranlement et au dégagement spécial du cœur. Jusqu'à présent l'on était bien loin de se douter d'une telle corrélation entre le cœur et le cerveau, puisque tous les physiologistes et les médecins s'obstinent à ne considérer notre cœur, le cœur humain, entendez-vous, absolument que comme une pompe aspirante et foulante. J'insiste à dessein sur ce point, car ce n'est pas seulement dans cet état particulier de la vie spirituelle, appelé somnambulisme, qui me sert de type, que le cœur se comporte ainsi à l'égard du cerveau, et le montre soumis à sa puissance. Il en est ainsi, toujours sans exception, dans tous les phénomènes de notre pensée et de notre vie intérieure. Le roi souverain de ce monde invisible mais réel, c'est le cœur. Le cerveau n'est qu'un ministre chargé *d'exprimer* les pensées et les volontés du monarque, et nos sens extérieurs sont des serviteurs plus ou moins fidèles à qui il dit : « allez » et ils vont, « venez » et ils viennent, « faites cela » et ils le font. Il n'existe pas, en effet, une pensée, bonne ou mauvaise, qui ne procède du cœur comme origine et comme source. Il n'en est pas une qui n'y retourne après avoir été élaborée et exprimée dans les organes, afin de constituer, en dernier ressort, la conscience et la responsabilité de l'homme envers un souverain plus puissant encore. Toute la pensée de l'homme s'exhale du cœur, et toutes ses pensées y reviennent, toutefois après avoir passé par ce crible admirable qu'on appelle le cerveau, afin d'y être *formulées*, *exprimées* et *réfléchies*, tant pour nous-mêmes que pour le monde extérieur qui nous environne, car, dans notre corps, nous sommes nous-mêmes *monde* par rapport à cette vie intérieure.

Le cœur de l'homme, c'est la vallée profonde du mystère, le réservoir inépuisable du sentiment, la source jaillissante et intarissable de la pensée, le tabernacle de la conscience incorruptible. C'est un vase d'argile, si l'on veut, un misérable atome; mais sachez qu'une étoile du ciel est cachée en lui. L'infini est uni à lui, l'infini le déborde, l'infini est contenu en lui. Et c'est là ce qui l'élève incomparablement au-dessus de toutes choses ici-bas. Un grain de poussière uni à Dieu! quel sublime amour! quelle sublime création! quelle source de vie! Brasier ardent, fontaine d'esprit et de feu, d'où jaillissent la vie, le mouvement et l'être; torrent de vie où coulent « l'eau et le sang; » creuset de chair où l'âme tourmentée, comme un diamant immortel, s'épure sans cesse durant les fugitives heures de cette vie; sanctuaire divin où résident la lumière, la flamme et le feu, la flamme inextinguible, le feu sacré, la lumière inaccessible, l'étincelle infinie, le moi et le divin *non confondus mais unis*, la conscience, la dignité de l'homme, la majesté d'un Dieu, le ciel en un mot, car n'est-ce pas là que réside véritablement l'esprit de Dieu?

Après le cœur vient le cerveau. Ce second organe a pour fonction d'*exprimer* et de *réfléchir* en nous et pour nous les pensées nées au cœur, puis de les transmettre au monde extérieur par l'intermédiaire de notre langue, de nos lèvres, de nos yeux et de tous nos sens qu'il gouverne à son tour. Le cœur pense, mais c'est le cerveau qui *exprime* et *réfléchit* les pensées du cœur. Le cerveau est comme un ouvrier qui travaille pour un maître et qui a aussi sous sa direction d'autres ouvriers à qui il commande et transmet la volonté du maître. Le cerveau est encore semblable à un fils bien-aimé qui reçoit tout de son père, et qui lui rapporte à son tour, tout ce qu'il a fait, vu et entendu. Le cerveau est le verbe du cœur, c'est le verbe manifestant la pensée du cœur. Il est l'image de la seconde personne de la Trinité qui existe dans l'homme comme en Dieu. C'est pourquoi j'ose dire que dans l'homme le cœur est Dieu ou plutôt l'image et la ressemblance de Dieu le Père. Le cerveau est son verbe, parlant et s'exprimant dans la chair. Sans le cœur point de pensée. Sans le cerveau point d'incarnation, de manifestation ou de revêtement de la pensée, en d'autres termes encore, point de *réflexion* ou d'*expression* de la pensée. La pensée est au cœur, l'idée (*ἰδέα*, image) est au cerveau. Aussi vous remarquerez qu'il y a infiniment plus de trouble dans la pensée lorsque le cœur, envisagé spirituellement comme nous l'envisageons ici, est malade, que lorsque c'est le cerveau. Dès qu'il y a une altération organique ou vitale au cerveau, il en résulte des troubles dans l'*expression* de la pensée, mais non dans la pensée. Dans les altérations du cerveau, l'organe n'étant plus approprié aux mouvements de l'esprit, on dit au figuré et par image qu'il y a *dérangement d'esprit*, mais il faut savoir que c'est toujours l'organe ou la vie qui est malade et non l'esprit, car l'esprit est essentiellement inaltérable et inaliénable. C'est donc à tort qu'on dit d'un homme qu'il a *perdu l'esprit*. Si c'est dans ce sens littéral qu'on entend qu'un homme est fou, il serait exact de dire qu'il n'y a point de fou. C'est pourquoi il est écrit : Malheur à celui qui dira à son frère : « Vous êtes un fou. »

Toutes les altérations de l'entendement humain, qu'on désigne sous le nom de *vésanies* ou *folies*, sont dues à un trouble ou à un dérangement dans le mouvement vibratoire, vital ou spirituel, qui, chez tous les hommes indistinctement, s'opère du cœur au cerveau et réciproquement. L'imposition des mains, un souffle, peuvent souvent faire plus pour les guérir ou les apaiser que les douches sur la tête et toutes les drogues de la pharmacie, car, Dieu merci! il s'opère dans l'homme autre chose que des combinaisons chimiques.

La vésanie ou folie est une maladie essentiellement vitale et spirituelle; un véritable *dérangement d'esprit*, une *aberration d'esprit* comme on dit vulgairement.

Sans doute les altérations matérielles organiques du cerveau peuvent déterminer des troubles dans l'exercice des fonctions de l'entendement, de la sensibilité et du mouvement. Mais, qu'on y fasse attention, ce sont là des troubles *passifs*, des folies *passives*, *instrumentales*, pour ainsi dire, et non des folies *actives* et *vitales*, telles que la catalepsie, l'hystérie, l'hypochondrie, la manie suicide et autres, les délires de toute sorte. Il est bien évident qu'un épanchement d'eau, de pus ou de sang, une compression, un ramollissement, une destruction quelconque de la pulpe cérébrale, empêchant l'instrument de fonctionner, peuvent déterminer et déterminent en effet des troubles de l'entendement, de la sensibilité et du mouvement; mais ce sont des troubles *passifs*, *immuables*, *fixes* que vous ne pouvez comparer aux folies actives, variables et mobiles, instantanées, et plus ou moins éphémères que nous avons signalées tout à l'heure. Dans celles-ci du moins il est bien superflu que nos médecins aliénistes persistent à rechercher des lésions sur le cadavre. C'est sur le *vivant* et non sur le *mort* qu'il faut étudier les folies actives. C'est au cœur d'abord, au cerveau ensuite, que l'on constatera des troubles et des dérangements dans le mouvement vibratoire, vital ou spirituel, que ce travail a pour but de faire connaître et sur lequel je reviens.

Tout à l'heure nous avons dit que, dans ce mouvement particulier de vie qui produit le passage de l'état de veille à l'état de somnambulisme, il s'opère un transport manifeste de la vibration du cœur au cerveau, ainsi que l'auscultation permet de le constater. Eh bien! le phénomène inverse a lieu au moment du réveil somnambulique, c'est-à-dire qu'à l'instant même où le somnambule se réveille, la vibration, tout à l'heure si ardente et si manifeste au cerveau, disparaît de cet organe pour venir trôner de nouveau au cœur et s'y confondre, ou plutôt s'y unir avec le tic-tac organique. Je ne saurais dire combien de centaines de fois, depuis quatre ans, j'ai constaté ce phénomène. Il n'y a donc plus lieu de s'étonner de ce qu'au réveil, la plupart des somnambules éprouvent un soubresaut, une secousse brusque au cœur, et portent instinctivement la main à l'organe central de la vie en s'écriant : « Le cœur m'étouffe, ma poitrine est oppressée. » *Est-il possible de démontrer d'une manière plus nette, plus saisissante et plus sensible l'union vitale et spirituelle de ces deux organes, cœur et cerveau, considérés jusqu'à présent par les physiologistes, les philosophes et les médecins comme deux citadelles isolées dans notre organisme spirituel?*

Qu'est-ce donc que ce bruit singulier, si ardent et si vivace, si rapide et si prompt à se déplacer du cœur au cerveau et réciproquement du cerveau au cœur; ce bruit inénarrable dont on dit : « il est ici, il est là, » *sans qu'on puisse le localiser dans aucun organe et encore moins dans aucun tissu*, qui vient on ne sait d'où, qui va on ne sait où, qui parfois cesse brusquement de se faire entendre, qui passe de la région du cœur à la tête, *sans qu'on puisse dire quelle a été sa voie*, qui a choisi avec une sorte de prédilection pour lieux apparents de sa résidence les deux organes sans contredit les plus importants de l'économie; quel est donc ce doux bruit, ce murmure ineffable qui donne, à l'oreille même, l'idée d'un être ou du souffle d'un être plutôt que celle d'un bruit ou d'un son, *qui ne se transmet point à distance* et qui n'obéit à aucune des lois de la physique, comme je le démontrerai plus tard; ce bruit que sans doute l'homme seul peut entendre, ce bruit mystérieux enfin, dont tous les transports, déplacements ou changements de siége coïncident précisément avec les manifestations et les modifications les plus remarquables de la vie spirituelle, à tel point que, lorsque toute cette vibration réside au cerveau, il n'y a plus chez *la personne* ni sensibilité, ni mouvement, ni conscience, ni sentiment, tandis qu'il se développe en elle ou plutôt dans l'être intérieur qui parle en elle, une intuition profonde et une lucidité extrême?

Ne pouvant développer ici, comme je le ferai *in extenso*, dans un *Traité physiologique et philosophique de la vie intérieure ou spirituelle*, toute ma pensée sur la nature de ce bruit, inconnu jusqu'à ce jour, je me bornerai à dire que le somnambulisme est dû à un déplacement de la vie, et qu'il est caractérisé physiologiquement par le transport d'une certaine vibration (disons sans crainte, la vibration vitale) du cœur au cerveau. C'est là véritablement un déplacement de la vie intérieure ou spirituelle, ou comme on dit vulgairement et avec tant de raison, un *ravissement d'esprit*, et mieux encore, un *transport d'esprit*. Je dirai de plus que réciproquement le réveil somnambulique est caractérisé par le retour brusque de cette même vibration du cerveau au cœur; c'est un retour d'esprit sur soi-même : ici seulement le *recueillement d'esprit*, au lieu d'être au cerveau, réside au cœur. L'on doit concevoir maintenant que ce que les somnambules appellent « *être mal dégagé*, » ou avoir le cerveau chargé et les tempes frémissantes, n'est autre chose que posséder encore une partie de la vibration au cerveau. Aussi n'est-il pas rare de les voir en ces moments-là porter leurs mains à la tête et spécialement aux régions temporales qui leur semblent démesurément chargées, gonflées, distendues.

Je prétends que l'on peut se guider sur la seule présence de cette vibration soit au cerveau, soit au cœur, pour diagnostiquer qu'un vrai somnambule est endormi ou réveillé, et il n'y a guère de jour où je n'aie l'occasion de faire ce diagnostic devant des médecins et magnétiseurs expérimentés. Donc, grâce à ce caractère nouveau, plus de subterfuge, plus de simulation possible de la part des somnambules prétendus. Le masque est levé. Voilà le signe sensible trouvé.

Pour ne point se fourvoyer dans l'appréciation de ce phénomène vital, j'engage les expérimentateurs peu versés dans l'auscultation du cœur et du cerveau, à l'étudier, non sur les *apprentis somnambules*, c'est-à-dire sur ces sujets vagues et comateux plus ou moins sensibles à l'action magnétique, mais sur des somnambules naturels ou ceux parvenus, à l'aide des pratiques magnétiques, à un somnambulisme complet et réel; car, il faut le dire, combien ne fait-on pas de dupes parmi les magnétiseurs!

L'extase prolongée est la condition la plus favorable pour produire le déplacement complet de la vie spirituelle, et par conséquent pour rendre la vibration plus sensible et plus appréciable au cerveau chez tous les sujets, et surtout pour rendre le tic-tac du cœur plus sec et plus net, c'est-à-dire plus dégagé de sa vie immatérielle.

Je ne soutiendrai pas que chez toutes les somnambules indistinctement l'on pourra constater ce signe d'une façon aussi nette et aussi tranchée que je viens de le dire, et tel que je l'ai observé sur trois ou quatre somnambules types. Les somnambules cataleptiques, complétement insensibles durant le sommeil, celles surtout parlant d'elles-mêmes à la troisième personne, sont les meilleures pour l'appréciation du phénomène.

En général, les *sensitives* conservent durant leur sommeil une partie de leur vibration au cœur. *Ce n'est même qu'à cause de cela qu'elles sont sensitives;* car, comme je le démontrerai, il faut que le cœur d'une personne soit animé d'une certaine part de la vibration vitale, pour conserver un rapport de sensibilité avec le monde extérieur et avec les personnes dont elles veulent apprécier les souffrances. Il faut que le cœur vibre et se dilate vers le monde pour entrer en rapport et en communion intime avec le monde. — « *O Corinthii, cor nostrum dila-* « *tatum est ad vos.* » (II, Cor. VI, 11.)

L'on conçoit, du reste, *à priori*, qu'il doit y avoir, selon les sujets, des degrés variables dans la ferveur de ce bruit et dans la profondeur de son siége dans les organes. Même à l'état de veille, la vibration est parfois si profondément cachée dans le cœur de certaines personnes, qu'on croirait volontiers, d'après le tic-tac sec de cet organe, qu'elles n'ont pas de vibration en cet endroit. Une observation attentive triomphe bientôt de tous les cas difficiles. Je signale seulement la règle générale, la loi; et j'affirme qu'il y a toujours déplacement de vie, transport de vie, du cœur au cerveau, dans l'état somnambulique. — A vrai dire, la grande ferveur de la vibration au cerveau a plus de valeur, comme signe de lucidité extérieure, c'est-à-dire d'aptitude à *exprimer* par le cerveau les visions de l'esprit, que comme signe de somnambulisme.

J'ai, en effet, rencontré des gens lucides dans les choses de l'esprit qui présentaient cette vibration, même éveillés, à la tête, après une méditation prolongée. D'autre part, j'ai rencontré des somnambules qui n'avaient pas, durant leur sommeil, une vibration très-manifeste à la tête; chez d'autres, elle s'entendait dans la profondeur du cerveau. Mais chez toutes, sans en excepter une seule, le cœur était dégagé d'une grande partie de sa vibration; ce qui, pour moi qui ai l'habitude de ces sortes d'examen, me faisait affirmer qu'il y avait là une élévation d'esprit, un dégagement ou un déplacement de vie. Je dois même ajouter que chez ces mêmes somnambules, lorsque je les ai vues plus tard dans leurs extases et dans leur lucidité la plus grande, j'ai constaté une vibration plus intense et plus excentrique à leur cerveau. L'examen du cœur, quoique plus difficile, a plus d'importance que celui du cerveau, dans tous les états normaux ou morbides de la vie spirituelle. A la suite de mes longues et patientes investigations, je suis arrivé au point de croire que si l'on pouvait s'enchaîner au cœur d'un homme quelconque, pour écouter toutes les pulsations et tous les frémissements de son cœur, à chaque instant de sa vie, l'on parviendrait à découvrir son caractère, ses sentiments les plus secrets, ses pensées les plus intimes. Un mouvement du cœur en dit plus à ce sujet que toutes les expressions de la face et tous les reflets du visage ; et d'ailleurs ces reflets eux-mêmes, comme j'ai pu l'observer, sont constamment en rapport avec le siége, l'état et le degré de ferveur de la vie intérieure. Pour ne citer qu'un fait, plus il y a de recueillement et de ferveur dans la vibration d'un être humain, plus il y a de reflets au visage. Que si les somnambules endormies présentent réellement plus de reflets au front, à la racine des cheveux, au pourtour de la bouche et des yeux, que durant leur état de veille, c'est que la vibration de leur être intérieur est plus recueillie et plus intense qu'à leur état de veille.

L'on vante beaucoup la physiognomonie, la chiromancie, la crânoscopie, voire même la lucidité somnambulique, pour apprécier le caractère, les sentiments et la valeur d'un homme. Aucune de ces sciences n'égalerait la *cardioscopie* si elle était poussée à ses dernières limites.

II

Voilà déjà quatre ans que j'ai découvert le *mouvement* et le *bruit* de la vie intérieure chez l'homme, et, depuis ce temps, je n'ai guère cessé de l'étudier journellement. Si je n'en ai point parlé plus tôt, c'est que, dans l'extrême étonnement qui m'a saisi à la première perception de ce bruit *inouï et sans pareil*, je craignis de tomber dans l'illusion.

Habitué comme sont tous les médecins à se prémunir contre les chimères de l'imagination, je fus plus sceptique à l'égard de ce bruit qu'on ne le sera jamais. Nul ne saura combien d'efforts obstinés j'ai faits pour l'expliquer, quand même, par les données ordinaires de l'anatomie et de la physiologie, et de la physique en général; mais j'ai bientôt reconnu que, dans toutes ces sciences, l'on n'avait même pas soupçonné la possibilité d'un tel bruit. Aussi il me semble qu'aujourd'hui, initié d'ailleurs aux études d'un ordre plus élevé et vraiment plus scientifique, je suis en mesure de combattre les objections nombreuses qui ne manqueront pas de m'être faites par des matérialistes surtout. Je ne demande à ceux-ci qu'une chose, c'est qu'ils ne viennent point, à cette occasion, poser la question de l'existence d'un principe immatériel dans l'homme; c'est une chose que tout le monde sent et sur laquelle je crois superflu de renouveler les stériles discussions des écoles. Il faut donc raisonner avec elle et non sans elle. Que si une malheureuse créature humaine n'a point ce sentiment-là, quel autre sentiment pourrions-nous donc faire naître en elle? Les choses du dedans se démontrent par le dedans et non par l'œil extérieur. L'axiome de Descartes : « Je pense, donc je suis, » ou cette affirmation meilleure : « *Je suis, donc je suis* », me paraissent mille fois plus probants que tous les radotages des philosophes matérialistes. Si vous ne partez point de là, vous n'arriverez à rien, pas même à la démonstration de votre être, car je mets en fait que la démonstration des choses visibles est, rigoureusement, scientifiquement, *humainement* parlant, plus difficile que celle des choses invisibles. Déterminer mathématiquement le lieu de l'espace mobile et du temps fugitif qu'habite la poussière de notre atome, vous paraît-il donc beaucoup plus commode que de sentir en vous-mêmes que vous êtes véritablement là où est votre âme immortelle? Qui vous contestera cela, et que vous importent d'ailleurs toutes les négations des athées à cet égard? Perdus en apparence dans l'infini, ce n'est pourtant que là que nous nous retrouvons. Par hypothèse, ôtez un seul instant l'image ou l'enveloppe matérielle de notre être, et dites-moi où nous sommes et où sont tous ceux que vous avez connus? Si nous ne pouvons cesser d'être, où sommes-nous donc et où allons-nous? Oui, où?... Sans doute l'être humain est un atome dans l'espace visible; mais, par la grâce de Dieu, il est aussi quelque chose dans l'invisible infini. Beaucoup de gens, en général superficiels, croient vous avoir terrassé dans les discussions de cet ordre, quand ils vous ont dit : Mais ouvrez donc votre œil pour voir cette chose visible à l'extérieur. Ne pourrait-on donc pas leur dire également : Mais vous-mêmes ouvrez donc votre cœur pour voir, comprendre et sentir les choses invisibles de votre intérieur. Dès le début, les armes seraient, comme on le voit, au moins égales de part et d'autre.

Moi aussi, tout en restant spiritualiste, ne suis-je pas matérialiste, et peut-être le plus matérialiste de tous, puisque je viens ici soutenir que l'esprit, ou plutôt la vie, la vie elle-même, se manifeste à nous par des *signes sensibles*, et qu'il n'y a, pour l'être humain, tant qu'il est vivant ici-bas, d'autre vie réelle ou invisible que celle-là? Je ne dis pas vaguement, comme tous, que l'esprit ou la vie est répandue partout en nous, mais nettement qu'elle a son centre, son foyer au cœur, et bien plus, je démontre par l'oreille que cette vie existe réellement, qu'elle est libre, indépendante et mobile en nous. Bien loin de croire que les choses spirituelles sont indémontrables et surnaturelles pour nous, êtres humains, je déclare, au contraire, qu'elles sont palpables dans nos organes, et qu'il n'y a pas de démonstration plus exigible. Dieu se touche du doigt, de la même façon qu'il nous touche lui-même. Il faut bien dire hardiment que ce n'est qu'à notre ignorance de nous-mêmes que l'intelligence de l'homme se berce dans une timide langueur et une paresse incroyable. Nous n'osons point regarder la vie, il n'y a rien de vraiment humain dans cette conduite, et nous prouvons bien clairement par là que nous ne savons pas encore de quel esprit nous sommes : « *Nescitis cujus spiritûs estis.* » Courons sus à la vérité et sans crainte; nous pouvons, sinon la saisir dans son entier, du moins la sentir et l'apercevoir assez nettement. Il y aura sans doute toujours des mystères pour l'homme rivé à la terre; mais notre cœur est haut, notre front est large et notre œil est profond. Et pourquoi l'esprit infini, qui a été mis en nous, ne nous aiderait-il pas à pénétrer indéfiniment les profondeurs d'en haut? Si nous ne pouvons connaître les choses de l'esprit, à qui donc seraient-elles révélées, et que nous sert d'en parler sans cesse? L'on ne nous a pas dit comme à la mer : « Tu t'arrêteras ici et tu n'iras point au delà ; » mais au contraire : « Plane dans les cieux. » — « Voici un mystère que je vais vous apprendre, » disait hardiment saint Paul.

Quel nom pourrait-on donner à ce bruit intérieur? Je le désigne tantôt sous le nom de *frémissement vital*, *fré-*

missement spirituel, vibration spirituelle, souffle de l'esprit, souffle de la vie, bruit de vie, tantôt, et le plus souvent, je me contente de l'appeler *la vibration*, afin de ne rien préjuger de sa nature. L'on pourrait se contenter de dire : *la vibration du cœur, la vibration du cerveau.*

Je crois qu'on pourrait encore désigner ce phénomène sous le nom de *mouvement de l'esprit, mouvement de vie*, car il est autant *mouvement* que *bruit*, deux particularités de l'être qu'on ne rencontre, nulle part ailleurs, unies d'une façon aussi éclatante qu'ici.

La personne sur qui j'ai constaté pour la première fois ce mouvement et ce bruit, était une somnambule naturelle, cataleptique et convulsionnaire, très-intelligente et très-lucide, tant à l'état de veille qu'à l'état de somnambulisme. Malheureusement, elle n'est plus soumise à mon observation aujourd'hui, ce qui rend mes démonstrations publiques un peu moins faciles. Chez cette femme extraordinaire et intéressante sous une foule de rapports, la vibration du cœur et du cerveau était tellement intense que même, à l'état de veille, on pouvait l'entendre d'une manière très-distincte en ces deux endroits à la fois, ainsi que je l'ai fait constater à une dizaine de médecins. Quant à la vibration de son cœur, elle était tellement forte qu'elle ressemblait à un bruit de fournaise ardente qui rendait impossible l'audition des bruits respiratoires et du tic-tac organique, à moins qu'elle ne fût plongée en somnambulisme ou en catalepsie, ou dans un de ces états intermédiaires ou mixtes qui accusent toujours un trouble ou un dédoublement incomplet des deux vies que nous avons signalées en commençant. Cependant, à force de chercher, je parvins un jour à inventer un moyen d'isoler, même à son état de veille, le bruit vibratoire du cœur de son tic-tac organique. Qui le croirait? Ce fut en interposant un obstacle matériel et inerte, tel qu'une planchette de bois d'un à deux millimètres d'épaisseur, de liége, ou une lame de fer, de zinc ou de cuivre, etc., entre mon oreille et son cœur. De même, l'audition, la perception du bruit vibratoire de la tête cessait entièrement dès que je procédais de la même façon au niveau des tempes, siége exclusif du bruit cérébral. J'eus même la bonhomie de donner le nom de *Cardioscope* (Καρδια, cœur, Σκοπεω, j'examine) à l'un de ces instruments que j'avais fait tailler en forme de cœur de carte à jouer. Il n'y avait à cela qu'un malheur, c'est que la plus modeste planchette de bois, quelle qu'en soit la forme, peut être aussi utilement employée pour isoler le bruit vibratoire du tic-tac organique. Le nom devient donc à peu près superflu. Plus tard s'il fallait en adopter un, celui de *Brémoscope* (Βρεμειν, frémir), ou celui de *Pneumatoscope* (Πνεῦμα, souffle, esprit), me sembleraient mieux appropriés.

Cet isolement des deux bruits du cœur à l'aide du cardioscope fut un trait de lumière pour moi, comme je le dirai ailleurs, lorsque je développerai *in extenso* ma théorie sur la nature de ce bruit. Je tiens à signaler, dès aujourd'hui, que, chez cette somnambule du moins, l'interposition de tout corps inerte et matériel entre mon oreille et le siége de cette vibration, soit au cœur, soit au cerveau, faisait disparaître à mon oreille, immédiatement et complétement, le bruit de l'être frémissant.

Il est vrai que chez toutes les autres somnambules que j'ai rencontrées depuis, et elles sont nombreuses, cette particularité infiniment suprenante, *inouïe,* de la non-transmissibilité d'un bruit intense à travers les corps bons conducteurs ne s'est pas manifestée avec le même éclat. Chez toutes cependant la ferveur vibratoire, au lieu de gagner en intensité à travers les corps matériels bons conducteurs, comme cela devrait être s'il ne s'agissait que d'un bruit purement physique et matériel, semble s'évanouir à l'oreille ou diminuer à mesure que leur extase se prolongeant et devenant plus spirituelle, la vibration de leur tête est des plus soufflantes, des plus harmonieuses et des plus continues. Toutes ces somnambules, du reste, quoique possédant un don remarquable de lucidité, que je ne cherche point à contester, n'avaient pas la vie spirituelle aussi mobile, aussi libre, aussi ardente et aussi franchement caractérisée que la première dont j'ai parlé, et dont la constitution tout entière (psychologique, physiologique et pathologique) se rapproche singulièrement de celle de sainte Thérèse qu'on a si peu comprise et si mal interprétée jusqu'à ce jour.

J'ai constaté une grande partie des autres phénomènes que j'ai tout à l'heure signalés, tels que l'existence de la vibration et ses déplacements du cœur au cerveau, ainsi que ses retours du cerveau au cœur, chez une autre somnambule que vous tous connaissez, Mme Preisse, née Nidelay. Dans ces derniers jours j'ai pu, en trois séances publiques, les démontrer sur elle à M. le docteur Du Planty, président de cette Société, à M. le docteur Louyet, vice-président, à M. Dureau, secrétaire général, à M. Robillard, à M. Vigneron, à plusieurs étudiants en médecine, ainsi qu'à plus de trente magnétiseurs dont la plupart font partie de la Société de magnétisme de Paris. De même à plusieurs docteurs-médecins, membres de la Société médicale du Panthéon, j'ai fait entendre la vibration du cœur et du cerveau de ma première somnambule, et constater, à leur grand étonnement, la non-conductibilité de ce bruit à travers ses propres organes et la non-transmissibilité de ce bruit, nouveau pour eux, à travers les corps inertes et matériels, tels que planchettes de bois minces d'un ou deux millimètres, lames de zinc, de plomb, de fer, rondelles de liége, etc. Il n'est donc plus possible de nier le fait que j'ai le premier signalé. Il est désormais acquis à la science; il ne reste plus qu'à l'interpréter, ce qui assurément n'est guère possible sans des études antérieures de physiologie humaine et comparée, de psychologie, et j'ose même dire, et avant tout, de la théologie qui est par excellence la science de l'esprit et de la vie intérieure ou spirituelle.

Je ne puis entrer ici dans tous les développements d'un tel travail. Aujourd'hui ce que je désire, c'est que dès ce moment les amis de la science, soit magnétiseurs, soit médecins, pénètrent dans la voie des recherches scientifiques que j'ai tracées, et attachent une grande importance à l'étude du rôle du cœur dans le somnambulisme naturel ou artificiel, dans l'extase, la catalepsie, l'hystérie, la chorée, et dans la multitude des autres états spirituels exclusivement propres à l'homme, soit normaux comme le travail de la pensée, soit pathologiques comme les folies ou délires du sentiment, de l'intelligence et du mouvement. Il importe bien plus de connaître le mouvement spirituel du cœur que ses battements organiques. Il n'est pas difficile de concevoir que, basées sur de tels principes et sur de telles données, deux sciences nouvelles, déjà pressenties par des hommes de génie, pourront surgir un jour, à savoir : une *physiologie* et une *nosologie spirituelles* de l'homme, dont les vrais philosophes, toujours avides de physiologie, sentent si vivement le besoin et qu'ils ne cessent de nous réclamer, à nous médecins. Je défie bien qu'on enchaîne fraternellement toutes les sciences humaines, tant qu'on n'aura pas mieux résolu, qu'on ne l'a fait jusqu'à ce jour, la question de l'âme, de la chair et de l'esprit, non d'après les données exclusives des sens, ni les rêves purement spéculatifs de la raison, ni les intuitions parfois trop métaphysiques des théologiens.

Qui ne s'aperçoit que la science de l'homme ne doit être ni systématique, ni spéciale (car alors elle serait exclusive), mais universelle et doctrinale? Si ce problème-là n'est pas résolu ou du moins mieux compris, la haine contre l'esprit régnera fatalement dans le camp de la chair, comme cela a lieu aujourd'hui, et l'âme humaine, qui est pour ainsi dire le trait d'union de ces deux principes, sera perpétuellement méconnue, au détriment de la conscience et à la confusion de l'humanité.

III

Comme je puis l'affirmer dès aujourd'hui, la production de tous les phénomènes médianimiques et somnambuliques trouve sa cause physiologique dans des mouvements particuliers de l'esprit ou de la vie intérieure en nous, ainsi qu'on peut le constater par les troubles et les déplacements de la vibration vitale dans tel ou tel point du corps, mais principalement au cœur et au cerveau. Et, sans se livrer à l'auscultation sur les autres, chaque médium intelligent qui sait observer ce qui se passe en lui au moment du développement des facultés médianimiques, sent parfaitement bien qu'il se passe un trouble particulier dans son cœur, dans sa tête et dans ses mains, et chacun, sans être sorcier et même sans croire nullement aux esprits, en se guidant sur l'état de son propre cœur et de son cerveau, mais du cœur surtout, peut dire le moment précis où la manifestation va commencer et le moment où elle va cesser de se produire. Je ne saurais trop le répéter, toutes ces facultés sont humaines par dessus tout; c'est ce qu'il y a de plus humain, ce qui ne les empêche pas d'être spirituelles pour cela, puisque, je l'espère, vous conviendrez qu'un esprit réside en vous, ce même *esprit de tous les jours* qui, d'après vos théories,, serait susceptible de se réincarner un jour, et dont vous semblez ne vouloir tenir absolument aucun compte tant qu'il est incarné ici-bas en vous. Messieurs, pour vous saisir, d'un seul coup, de la vérité de mes observations, sachez que pour empêcher, suspendre et dérouter toutes ces manifestations des médiums, il vous suffira de leur imposer une main au cœur et de leur souffler au cerveau, ou mieux encore de leur pratiquer avec la bouche une insufflation chaude au cœur afin d'y rétablir ou d'y maintenir la vie spirituelle, le mouvement vital, prêt à s'exhaler du cœur pour remonter au cerveau. C'est, en effet, à ces échappements artificiels ou involontaires de cette vie intérieure ou spirituelle que tous ces phénomènes sont dus. Des théoriciens de *la volonté* ne manqueront pas alors de vous objecter que c'est par l'influence de votre volonté que vous empêchez le phénomène de se produire. Eh bien! ayez fermement la volonté et la foi ou plutôt la crédulité que le phénomène va se produire pendant que vous insufflez à froid sur le cerveau et que vous maintenez une main au cœur, je vous garantis, pour l'avoir expérimenté bien des fois, qu'il ne se produira rien, et que la légion des esprits restera dans le néant, à moins que la vie intérieure ne soit décidément détraquée chez le sujet, ce qui, à la longue, arrive assez fréquemment.

Comment se fait-il que les magnétiseurs eux-mêmes, qui vivent tous les jours avec des somnambules et des médiums, n'aient pas encore été frappés de cette observation, à savoir que c'est très-certainement au même ordre de phénomènes spirituels et vitaux que le somnambulisme et la médiumnité sont dus? Quoi! toutes les somnambules sont médiums et il est très-fréquent que les médiums passent en somnambulisme dès qu'ils prolongent leurs exercices de médiumnité, et vous n'en concluriez rien! Mais auscultez donc le cœur et le cerveau, et vous reconnaîtrez que ce sont là des phénomènes physiologiques analogues. Ainsi vous ne tarderez pas à vous approprier le droit de ranger parmi les objets de vos études ce qu'on observe dans tous ces états particuliers. Le magnétisme et le spiritisme, voilà deux sciences d'observation qui n'en doivent faire qu'une. C'est déjà une fusion dans le progrès, un acheminement fraternel dans la science universelle, celle de l'être humain. Otez du spiritisme ce qui est magnétisme, et du magnétisme ce qui est spiritisme ou médianimisme, que reste-t-il? L'homme, toujours l'homme, avec sa puissance actuelle ou virtuelle.

Cependant, je ne veux point terminer ce travail sans vous faire bien remarquer que par ces mots, cœur et cerveau, désignés dans le langage figuratif ou imagé dont l'homme est nécessairement obligé de se servir à l'égard des choses spirituelles, ce n'est point un *lieu sensible et matériel*, comme l'observaient saint Bernard et saint Augustin, qu'il faut entendre. Ce langage vous paraît peut-être bien singulier. « Mais que celui-là l'entende, qui a des oreilles pour entendre. » N'allez pas croire en effet que la pensée de l'homme vient de la matière et réside dans la matière. Pour moi, comme pour quelques philosophes, c'est dans la vie spirituelle elle-même qu'elle réside et se développe, c'est-à-dire dans cette même vibration que je me suis borné jusqu'ici à vous présenter comme un signe sensible, comme un mouvement, comme un simple bruit; car cette vibration, c'est cette vie intérieure ou spirituelle elle-même dans son entier, et pour vous dire tout mon sentiment, quoique je ne puisse encore suffisamment le démontrer, je crois que c'est dans elle que réside notre chair, notre âme et notre esprit, en un mot notre être tout entier, notre moi individuel, responsable et immortel. Ce que nous entendons ainsi, ne serait-ce point en effet la vie, cette même vie dont le plus sublime des apôtres a osé écrire :

« La vie même s'est manifestée, nous l'avons *entendue*
« de nos oreilles (I, Ép. saint Jean, 1 et 2). »,

Pourquoi cette vibration ne serait-elle point ce souffle d'en haut dont le Christ a dit :

« L'esprit souffle où il veut et vous entendez sa voix,
« mais vous ne savez ni d'où il vient ni où il va : il en est
« ainsi de tout homme qui est né de l'esprit (Ép. saint
« Jean, ch. III, v. 8). »

Et pourquoi un autre apôtre disait-il ainsi :

« Ne savez-vous point que l'esprit de Dieu réside en « vous, qu'il est en vous, que vous êtes le temple du « Dieu vivant? Le temple de Dieu est saint, et c'est vous « qui êtes ce temple (I, Ép. Cor., III, 16, etc.). »

Mais alors, de grâce, où peut résider l'esprit de Dieu? Est-ce dans la corne du bœuf ou dans la feuille qui tremble? Est-ce donc dans le pied des tables, des guéridons et des fauteuils? Est-ce dans la nuée qui passe? Qu'est-ce donc enfin que ce bruit sans pareil, ce bruit infini, ce bruit inénarrable, si ce n'est le bruit de la vie spirituelle qui réside dans l'homme, enfant de Dieu? N'est-ce pas vraiment de ce bruit ou plutôt de *cet être*, puisque tel il se manifeste à nous, que l'on pourrait dire aujourd'hui : « Voilà l'homme. » Accordez-moi du moins qu'il est l'homme intérieur et spirituel.

Il est bien certain que plus vous étudierez ce bruit avec recueillement et en vous-mêmes, car tout le monde peut l'entendre et le sentir en soi-même, mieux vous reconnaîtrez que c'est là véritablement que naissent et se développent en vous toutes vos pensées, tous vos sentiments et pressentiments, toutes vos intuitions, toutes vos inspirations, toute votre puissance d'homme à homme, enfin tous les dons merveilleux de l'esprit de Dieu qui réside en chacun de vous.

Je ne puis concevoir par quels longs et subtils détours la science d'aujourd'hui est parvenue à reléguer le cœur humain parmi les instruments d'hydraulique. Notre cœur aime, crie, gémit et souffre, et sa voix se fait entendre à qui sait l'entendre (1). Le cœur, disent les poètes, serait le siége de la conscience et de l'amour, mais non de la pensée. D'autres nous accordent bien que les *grandes pensées* viennent du cœur, mais non toutes les pensées. Est-il possible d'expliquer de telles contradic-

(1) Est-ce par un simple jeu de valvules et de pistons que toutes ces merveilles s'opèrent?

tions? Pour ma part, il y a bien longtemps que j'ai constaté, rien que par mes observations médicales, que le cœur joue le rôle primordial dans l'économie. C'est le premier agent et le premier ressort des phénomènes normaux et pathologiques de la pensée, et c'est réellement aussi du cœur, ainsi que le Christ l'a enseigné, que viennent la pensée, l'intelligence et le sentiment. « C'est du dedans du cœur des hommes que viennent les pensées.— *Ab intus enim de corde hominum cogitationes procedunt* (saint Marc, VII, 21). » — « N'avez-vous point encore de connaissance ni d'intelligence? Et votre cœur est-il encore dans l'aveuglement?— *Nondum cognoscitis nec intelligitis? Ad huc cæcatum habetis cor vestrum?* (Idem, VIII, 17.) » — « Pourquoi êtes-vous troublés et pourquoi ces pensées s'élèvent-elles dans vos cœurs? — *Quid turbati estis et cogitationes ascendunt in corda vestra?* (Luc, XXIV, 38.) » — « Jésus ayant aussitôt connu par son esprit qu'ils pensaient ainsi en eux-mêmes, leur dit : « Pourquoi pensez-« vous ces choses dans vos cœurs? — « *Quo statim cognito Jesus spiritu suo, quia sic cogitarent intra se, dicit illis : « Quid ista cogitatis in cordibus vestris?* (Marc, II, 8.) »

Tous les phénomènes physiologiques et pathologiques de l'ordre intellectuel et moral, magnétique, magique ou médianimique, ou pour mieux dire, de l'ordre spirituel, qu'on a crus jusqu'à présent, en physiologie et en psychologie, émaner directement du cerveau ou du système nerveux, n'en dérivent que secondairement dans l'immense majorité des cas; en effet, tout ce système est placé sous la dépendance immédiate et directe du cœur, organe central de la vie. C'est ici leur foyer, et je m'étonne sans cesse que tous les physiologistes ayant, sans hésiter, considéré le cœur comme centre de la vie animale ou organique, ne lui aient pas fait cet honneur pour la vie spirituelle, comme si le bon sens ne disait pas assez qu'il ne saurait y avoir deux centres ou deux foyers pour la vie de l'être humain, résultat de l'union de ces deux vies.

Oui, certes, le cœur est chez l'homme le seul et véritable centre d'où tout s'irradie, tant pour la vie spirituelle ou intérieure, que pour la vie organique ou animale.

Toutes les manifestations magiques, magnétiques, somnambuliques, hypnotiques et médianimiques, qui ont tant occupé ces derniers temps et dont quelques-unes ont été si sottement considérées comme des opérations d'êtres immatériels, vivant en dehors de nous et pouvant intervenir à tout propos aux appels du premier venu, ne sont que des effets physiologiques et psychologiques du mouvement vital ou spirituel qui s'opère du cœur au cerveau, et du cerveau à la main, comme on peut le constater par l'auscultation de la vibration cérébrale et digitale. Ce sont, avant tout, des effets naturels, humains; mais par ce mot naturel j'entends l'appliquer à la nature de l'homme et non à celle de l'animal.

Cet être surnaturel ou spirituel que vous recherchez tant, est bien en vous tous, médiums. C'est *votre esprit de tous les jours*, comme leur disait une dame fort intelligente qui s'est livrée elle-même à toutes ces expériences. Encore une fois, vous ne savez donc pas encore de quel esprit vous êtes, quel esprit réside en vous?

Ce sont là tout simplement des effets de la puissance de l'esprit qui réside en tout cœur humain, et encore ne sont-ce là que des manifestations bien puériles auprès des prodiges miraculeux qu'il est donné à tout homme saint et parfait, « de par Dieu, » le pouvoir d'opérer, afin de manifester sa puissance en nous et par nous. La sainteté est la mesure de la distance infinie qu'il y a entre le pouvoir réel des magiciens ou des enchanteurs et la puissance spirituelle ou divine des véritables apôtres de Jésus-Christ. Elle est aussi la mesure de la distance non moins infinie qui sépare l'extase inénarrable, le « *mentis excessus*, » le ravissement d'esprit de saint Paul et de sainte Thérèse, de la lucidité toujours plus ou moins faillible et par conséquent suspecte des médiums et des somnambules même en qui la vie spirituelle paraît la plus fervente et la plus dégagée. Au fond, c'est pourtant le même esprit qui opère, « puisqu'il n'y a qu'un seul et « même esprit, et que c'est cet esprit qui opère tout en « tout en tous. » Mais tous les organismes humains sont loin d'être des vases d'élection et de pureté. Soyez saints, et vous ferez des miracles par la même puissance de Dieu qui opère en tous. Soyez saints, et vous aurez les extases sublimes et les visions réelles. Voilà le seul mot de l'initiation aux mystères les plus cachés. Si l'on voulait bien comprendre ce que c'est que l'homme, le miracle, loin d'étonner, comme il étonnait jadis les Juifs incrédules, paraîtrait peut-être ce qu'il y a de plus naturel, ou mieux tout simplement spirituel; car ces mots *naturel* et *surnaturel*, inventés à loisir, jamais définis, d'ailleurs peu applicables à l'homme, ont tout embrouillé dans cette importante question.

Les sciences dites *occultes* ne sont demeurées telles que parce que ce bruit ou ce mouvement de la vie spirituelle dans le cœur de l'homme n'a pas été connu, étudié par des observateurs attentifs. C'est cette vie intérieure ayant son foyer au cœur et l'un de ses agents au cerveau qui est le levier du monde occulte. Je suis convaincu que, mieux apprécié, il deviendra la clé physiologique de toutes ces sciences qui, après avoir longtemps ébahi les niais, les incrédules et les ignorants, tendent de plus en plus à s'effacer ou du moins à rentrer aujourd'hui dans le domaine légitime des sciences d'observation, d'où elles n'auraient jamais dû sortir. Je vous assure que c'est là un bien grand progrès. Depuis que le magnétisme est scientifiquement un peu mieux connu, où sont les magiciens, les enchanteurs et les sorciers? Vous seriez vous-mêmes les premiers à sourire si je vous en parlais autrement que vous savez. N'est-il pas vrai que Simon le magicien vous paraîtrait bien ridicule aujourd'hui, s'il venait se poser comme autrefois pour être la grande vertu de Dieu? — « *Hic est virtus Dei quæ vocatur magnâ.* »

Les pythonisses n'étonnent plus personne. Elles sont devenues si vulgaires, que les trépieds n'y suffisent plus, et l'on prétend, à grand tort, les remplacer par les guéridons et les tables. Leur nombre ira fatalement croissant jusqu'à ce que le règne de la lumière s'établissant, tous les hommes auront enfin compris quel esprit est dans nos cœurs, et que, par la grâce et les dons de cet esprit, nous pouvons tous prophétiser à notre tour. Il n'y a pas de mal qui ne serve à bien, dit un vieil adage. En effet, tout ce qui s'est manifesté dans ces derniers temps est pour nous apprendre à rentrer en nous-mêmes, et par là nous élever à notre créateur et atteindre notre fin. C'est en notre cœur que nous pouvons découvrir l'homme et Dieu; c'est là que nous reconnaîtrons quelle est la source de nos facultés et l'étendue de notre puissance. Dieu a de grands secrets sans doute; mais assurément il ne les révèle plus au monde qu'en passant par notre cœur. Ceux qui sans cesse se répandent en dehors d'eux-mêmes ne comprendront rien à ces vérités. Pour nous, nous croyons que la science de l'homme éclairera tout, car il n'y a rien, vous dis-je, qui doive rester caché.

Mais je m'arrête, Messieurs, car je m'aperçois que, malgré moi, je dépasse les limites de la réserve philosophique que je m'étais tracées en parlant dans cette enceinte. Au risque de vous paraître trop audacieux, je n'ai pu me résoudre à briser tous les enchaînements harmonieux du vaste sujet sur lequel j'ai dû appeler votre attention, la vôtre tout d'abord, et me résigner à vous en faire, sous le prétexte d'être peut-être un peu plus clair, une exposition froide et sèche. J'espère que vous voudrez bien m'excuser, lorsque vous saurez que j'ai pour devise soit dans mes paroles, soit dans mes écrits, d'écouter toujours mon sentiment, de parler pour l'homme et non pour telle distinction d'hommes en particulier. C'est pourquoi j'ai voulu avant tout vous parler ici librement, convaincu du reste que parmi vous un élan du cœur n'a jamais compromis la sainte cause de la vérité.

IV

Montrer du doigt le cœur humain, nœud de tant de mystères, c'est indiquer à la science un horizon nouveau, et je le dis, sans crainte d'un démenti de l'avenir, le plus large des horizons. En effet, envisagé au point de vue des choses spirituelles, divines et humaines, ou de tout ce qu'une saine philosophie appelle les opérations et les dons de l'esprit, les puissances et les facultés de l'âme, le cœur de l'homme est un monde qu'on n'a point encore exploré. La Bible ne cesse pourtant de le révéler comme tel; mais de nos jours quel est le savant qui ne rougirait d'invoquer ce témoignage sacré! Aussi qu'est-il advenu? C'est que tout ce qui émane et *rayonne* naturellement ou virtuellement du cœur humain est ignoré, stupéfiant ou méconnu. L'œil hébété des incrédules et des sceptiques a beau voir, le bon ton est de les nier ou de les regarder avec dédain. Les plus vulgaires comme les plus éclatantes manifestations de la puissance accordée à l'être humain sont niées, contestées, ou le plus souvent mal interprétées. Et pourquoi, si ce n'est parce qu'on ne se doute point ou qu'on ne veut point reconnaître qu'en nous tous réside véritablement la cause efficiente, l'agent souverain de ces prodiges et de toutes ces merveilles? Il est vrai que quelques hommes ignorants, sans s'être donné la peine de rien observer des phénomènes de la vie, disent encore aujourd'hui que tout cela n'est que supercherie ou charlatanisme. D'autres, se croyant mieux inspirés, affirment, non moins précipitamment, que c'est le Diable en personne qui en est l'auteur. Vous remarquerez qu'en général, avant de trancher la question avec ce ton d'autorité, ces frivoles observateurs, en présence de ces manifestations, devenues si banales aujourd'hui, n'oublient qu'une chose, à savoir, de rentrer en eux-mêmes et de se palper la région précordiale. Nous surprenons ici les prétendus sages dédaignant le précepte de la sagesse antique : « Connais-toi toi-même. »

A force de nier les miracles et les vrais mystères, tout est devenu miracle et mystère, et nous sommes en plein dans le chaos. Aussi beaucoup de gens attendent encore, avec une crédulité sans borne, une révélation meilleure. Que dis-je? l'on publie aujourd'hui une Bible nouvelle, un Évangile nouveau. Cela fait pitié.

L'on ne se préoccupe nullement de rechercher quel est l'esprit qui réside en nous; mais cela n'empêche pas que l'on nous parle à tort ou à travers des esprits. L'esprit de Dieu qui est dans l'homme est si méconnu que chaque puissance, chaque faculté, chaque manifestation intellectuelle ou morale de l'homme est, dit-on, tributaire d'un esprit, caché je ne sais dans quelle planète ou dans quel coin de l'univers, et pouvant, précisément avec la promptitude de la pensée, accourir à l'appel du premier venu. Le monde n'appartient plus à l'esprit de l'homme vivant, mais aux âmes et aux esprits des morts. Dès lors où est la puissance de l'homme, où est la liberté? Sommes-nous donc des rois déchus? S'il en est ainsi, qu'on nous dise donc au nom et par les mérites de quelle nouvelle Divinité, ce diadème dont notre front immortel fut couronné nous a été ravi? Et depuis quand cette souveraineté du monde que nous habitons est livrée aux âmes d'un monde qu'il est sans doute permis de croire meilleur? Le moi sacré de l'esprit humain, coopérateur et participant de l'esprit de Dieu dans les œuvres du monde, n'est plus respecté.

Selon cette doctrine antihumaine, vraiment digne des prétendus Esprits qui l'ont révélée, le moindre pressentiment de l'âme est Esprit, le moindre soupir, le moindre gémissement est Esprit, la moindre inspiration du cœur est Esprit, le moindre don réel de l'esprit tel que prévision, intuition, lucidité, est Esprit. Toutes les élucubrations fantastiques, les obnubilations de têtes trop chargées, les obsessions, les sujétions, les suggestions ou instigations, les enchantements magnétiques ou magiques, les charmes, les hallucinations franches du cerveau, les fausses visions, les apparitions de spectres et de fantômes, les prophéties mensongères ou vraies, les songes et les rêves, en un mot, toutes les perceptions morbides ou normales de l'ordre spirituel et humain, et trouvant d'ailleurs leur explication physiologique dans des états ou troubles variés de la vibration spirituelle, tout cela a sa place dans les attributs sans nombre de l'invisible cohorte. L'intelligence qui n'est qu'un don, la vision interne qui n'est qu'une faculté de cette même intelligence, l'âme qui n'est qu'un principe de vie, tout cela est confondu avec l'esprit.

Où donc se trouve l'homme dans ce chaos? Il faut pourtant qu'on assigne ici une place à ce roi découronné, à ce dieu déchu. En face de tant d'erreurs, qui ne s'est demandé plus d'une fois si la cause fondamentale du malentendu ne viendrait pas d'une connaissance imparfaite de la pensée humaine et de son pouvoir rayonnant au delà de l'espace que nous occupons corporellement? N'y a-t-il pas, en effet, dans ce souffle de l'homme qu'on appelle sa pensée, un parfum de l'infini qui se refuserait à rester confiné dans des limites aussi bornées? Pour ma part, je suis convaincu que l'on confond perpétuellement la pensée du cœur avec sa réflexion ou son expression formulée au cerveau, et qu'il y a dans cette confusion une source abondante de contradictions et de désaccords. Je vous le demande, quel est l'homme vraiment méditatif, qui se sente capable d'exprimer toute la pensée de son cœur ou même de ne formuler par son cerveau que juste la mesure qu'il veut exprimer? Il faut n'être pas habile observateur pour ne pas s'apercevoir que l'infini rayonne et déborde partout le langage humain, tant celui du dedans que celui du dehors. De même pour les actes humains, volontaires ou spontanés. Creuser sans cesse sa pensée sans jamais pouvoir la saisir dans son entier et ne formuler d'elle que ce que l'on veut bien en exprimer, n'est-ce pas le perpétuel tourment des hommes de génie? Misère et grandeur de l'homme, l'infini est en lui, mais il ne peut l'exprimer! « Toute la dignité de l'homme, dit « Pascal, est en la pensée. » — « C'est la pensée qui fait « l'être de l'homme et sans quoi on ne peut le conce- « voir. » — « Il faut que ce soit quelque chose d'imma- « tériel. » — « Le moi consiste dans ma pensée. »

Pour expliquer tous les phénomènes merveilleux du magnétisme, du somnambulisme, du spiritisme et autres auxquels nous faisions allusion tout à l'heure, c'est ce moi ou cette pensée intérieure, cette vie intérieure avec ses reflets et ses rayonnements extérieurs qu'il faut étudier. Hors delà point de solution rationnelle. La vibration spéciale sur laquelle j'ai appelé l'attention en commençant sera, pour le physiologiste surtout, le meilleur fil conducteur dans ce dédale où tant d'hommes de bonne volonté se sont égarés. C'est en me basant sur elle que je crois vous avoir demontré désormais d'une manière scientifique le somnambulisme réel, et par la même occasion la puissance magnétique tant de fois contestée par les observateurs superficiels. Spirites et magnétiseurs, combien de fois n'avez-vous point murmuré de ne pouvoir attirer à vous les médecins et les savants? Je vous le prédis, c'est en les appelant sur ce terrain psycho-physiologique que vous les convaincrez. Comme vous, ils ne demandent pas mieux que de s'instruire et de rendre hommage à la vérité, mais, je vous en conjure, n'oubliez pas de leur montrer du doigt le cœur et le cerveau. Quoi qu'on en puisse dire, la vraie science est là, dans l'union de la chair et de l'esprit. Comment pouviez-vous concevoir que le dégoût ne s'emparerait pas des philosophes et des médecins les mieux disposés à entrer dans la voie spirituelle que nous indiquons, lorsqu'en leur exposant les phénomènes dont vous êtes tous les jours ou les témoins ou les agents, vous leur inculquiez sans preuve qu'il n'y a durant toutes manifestations sollicitées par votre pensée ou par votre volonté, rien de palpable ni de tangible dans nos organes charnels? Jamais, au grand jamais, vous ne ramenerez les philosophes et surtout les médecins à l'étude si instructive et si morale des puissances efficientes et virtuelles de l'homme tant que vous ne les persuaderez pas qu'il doit se passer quelque chose dans l'agent humain. Mettez-vous tous à l'étude, ne perdant pas de vue la matière et songeant toujours à l'esprit. L'humanité ne tardera pas à s'en réjouir, car elle sera ainsi mieux connue, mieux appréciée. Le problème n'est pas facile, nous le savons; mais soyez certains que nous ou nos continuateurs le résoudrons.

La pensée de l'homme, ou, si l'on aime mieux, sa vie intérieure, est infinie, parce qu'elle a sa racine dans l'esprit de Dieu qui est infini, et dont rien ne pourrait la séparer. La seule idée de l'infini, permanente dans tous les cœurs et dans tous les siècles, le prouve surabondamment. La pensée étant infinie, ne saurait être tout entière confinée dans les bornes finies d'une idée, d'une formule ou expression cérébrale. En d'autres termes encore, *l'expression réfléchie ou cérébrale* de la pensée, n'est, pour ainsi dire, qu'un dédoublement de la pensée du cœur qui est infinie, absolument de la même façon que le reflet spirituel de l'œil humain n'est qu'un rayon de la lumière intérieure du cœur, qui est de la même source infinie.

La pensée de l'homme ou sa vie intérieure étant infinie, a des rayonnements au dehors qui lui permettent de voir à distance dans l'espace et dans le temps, ainsi que la lucidité de certains somnambules, visionnaires ou extatiques, l'a depuis longtemps démontré. C'est aussi en vertu de ses rayonnements extérieurs (s'il est permis de parler ainsi d'un être immatériel), ou, en d'autres termes, c'est en vertu des translations possibles de cette vie intérieure du dedans de nos organes au dehors, qu'elle peut faire tressaillir la matière à distance et la soulever sans le contact de nos organes charnels. Ce dernier ordre de phénomènes peut paraître moins sublime que le précédent, mais, à coup sûr, il n'est pas moins merveilleux. Quoi qu'il en soit, tout cela est humain. Tous les résultats psychologiques du magnétisme, du somnambulisme et du spiritisme qu'on peut solliciter expérimentalement et à volonté, sont un argument en faveur de cette opinion hardie que je regrette vraiment de ne pouvoir développer ici dans tous ses détails.

Cependant, je le répéterai encore sans craindre de vous fatiguer, la pensée naît au cœur, mais c'est le cerveau qui sert à la réfléchir et à l'exprimer. C'est après cette réflexion que nous en avons une notion nette et distincte, parce que c'est dans ce dernier organe que nous la trouvons formulée comme pour nous servir de témoin sur les confins du monde extérieur et du monde intérieur. C'est cette perception de la pensée exprimée, plus nette au cerveau que n'est au cœur le sentiment infini, qui fait que l'on a cru généralement, jusqu'à ce jour, que c'est du cerveau et non du cœur que viennent la pensée et le sentiment.

Lorsqu'une pensée profonde est exhalée de notre cœur pour le monde extérieur, sans avoir été, dans son parcours, suffisamment réfléchie ou exprimée au cerveau, nous avons une grande tendance à dire que cette pensée ne nous est pas personnelle et n'est pas émanée de nous. Tel est le cas des médiums transcendants qui disent alors que c'est un esprit de l'autre monde qui a parlé. De même que nous avons constaté qu'il y a dans les somnambules des échappements de la conscience et du sentiment personnel lors des brusques transports de toute la vibration du cœur au cerveau, de même il y a dans les médiums des échappements non-seulement de la conscience et de la pensée personnelle, mais encore de l'expression ou idée cérébrale lors des brusques transports de la vibration du cœur au cerveau et du cerveau à la main, ou même au delà, ainsi que cela a lieu chez les médiums cataleptiques, qui sont les médiums les plus puissants. Aussi doit-on remarquer qu'en général les médiums, dans leur état le plus élevé de médianimité, *se possèdent* eux-mêmes moins que ne le font les somnambules, et sont moins aptes que celles-ci à répondre directement à toutes les questions de détail qu'on veut bien leur poser.

Comme on a sans cesse confondu l'expression ou la formule réfléchie de la pensée, en un mot, l'idée avec la pensée ou la vie intérieure elle-même, c'est-à-dire l'image avec l'objet, la figure avec l'être réel, l'on se montre sans cesse disposé à rejeter l'intervention spirituelle de l'homme dans les phénomènes merveilleux. Que l'on comprenne donc bien que le *moi* n'est pas une formule cérébrale, une idée définie, mais une force réelle, un agent indéfiniment puissant, un être véritable n'ayant point de limites à son rayonnement. Par delà ce globe admirable qu'on appelle le cerveau, il y a un monde réel beaucoup plus étendu, le monde du cœur et de la pensée, et ce monde est vivant en nous. C'est notre vie intérieure et spirituelle, c'est notre être intérieur, c'est l'homme, c'est *nous*, en un mot. Si les rationalistes et les théologiens savaient se persuader de cette distinction, ils ne seraient pas loin de s'entendre sur ce qui cause entre eux tant de débats, à savoir, l'humain et le spirituel, et même sur ce que l'on a désigné sous le nom hybride de *surnaturel*. C'est par la connaissance du cœur qu'on embrassera la science universelle.

Quoique la pensée de l'homme soit infinie par sa nature spirituelle, nous ne prétendons point dire que nous ayons absolument et toujours conscience de l'étendue de ce mouvement infini. L'on y parvient de plus en plus par la méditation intérieure et le recueillement d'esprit. L'on ne devient philosophe qu'en pénétrant dans ces profondeurs.

Revenons encore à l'observation de cet état spirituel qu'on appelle le sommeil lucide, et qui nous sert de type dans ce travail, et tâchons d'en faire ressortir encore quelques particularités de l'esprit ou plutôt de la vie intérieure. Voici un fait que vous observerez journellement : lorsque les somnambules sont endormies, c'est-à-dire lorsque toute leur vibration ou vie intérieure est recueillie au cerveau, leur être intérieur exprime des vérités dont elles-mêmes, à l'état de veille, n'ont aucune conscience personnelle. Or, d'où peut provenir cette intuition subite si ce n'est d'une source infinie qui réside en elles, c'est-à-dire en leur être intérieur lui-même? Personne n'admet plus aujourd'hui qu'ici du moins il y ait intervention d'un esprit autre que l'esprit humain, et c'est avec raison.

Toutes les fois que l'esprit de l'homme est transporté à la tête au lieu de résider au cœur, celui qui parle en cet état peut, à l'instar des prophètes, exprimer ou proférer des paroles dont le sens est ignoré de lui-même, et dont il n'aura ni conscience ni souvenir au réveil, parce que son cœur, pour ainsi dire absent, ne vibrait plus tout à l'heure, tandis que son esprit se révélait par son cerveau et à son cerveau; c'est ce qu'on peut, à la lettre, appeler : *parler en esprit ou parler par l'esprit;* et c'est ce qu'autrefois on entendait par ces termes si justes : *l'esprit parlant par la bouche des prophètes.* Il est évident que, durant toutes ces manifestations, l'esprit ou l'être intérieur n'ignore pas ce qui est révélé, puisque c'est lui qui parle par l'organe cérébral, par le larynx et les lèvres de la personne. De là ne pourrions-nous formuler cette proposition métaphorique : « Le cerveau est le trépied « de l'esprit, mais le cœur est le trône de la pensée per- « sonnelle, de la conscience personnelle; » je veux dire le siége de la pensée et de la conscience propres à l'être humain tout entier. C'est en effet par le cerveau qu'on est prophète, mais c'est par le cœur qu'on est pensant. Un ancien a bien dit : « *Pectus est quod disertos facit.* » Celui-là du moins n'était pas, comme les matérialistes de nos jours, tenté de croire que le cœur est étranger au phénomène de la pensée et du sentiment. Le *moi* de l'être humain est au cœur. Aussi est-il d'usage, par le monde entier, de désigner la région précordiale lorsqu'on veut indiquer d'une manière saisissante que c'est de soi que l'on veut parler. Qui pourrait dire toutes les semences divines que dépose en notre cœur, sans cesse et à chaque instant, l'esprit infini qui nous a été donné !

Nous avons démontré que c'est par une vibration spéciale que l'esprit fait parler les somnambules. Chose remarquable d'analogie, c'est aussi par une vibration qu'il opère les lévitations des médiums ainsi que les trépidations et les rotations des tables. Que ce soit poussière humaine ou poussière inerte, c'est toujours par une vibration que l'esprit met tout en émoi. Qui donc pourrait donner le mouvement à la matière, si ce n'est l'esprit ou l'être intérieur en qui réside cet esprit ? L'esprit est en notre corps comme dans un temple ; mais c'est à *nous* et non à ce temple qu'il est uni. Encore une fois, il n'y a qu'un seul et même esprit ; il nous a été donné par grâce, et nous lui appartenons plutôt qu'il ne nous appartient. C'est pourquoi ce qui vient réellement de cet esprit peut s'opérer à notre insu et malgré nous, si telle est sa volonté. Cet esprit voit tout, sait tout, peut tout ; c'est en demeurant en lui que nous pouvons tout ; tout en lui et par lui ; sans lui, rien. Nous sommes véritablement *un* par l'esprit ; c'est par notre corps et par notre âme que nous sommes individuels dans l'humanité. Par cet esprit caché dans notre vie, nous sommes unis à la Divinité ; par notre âme immortelle, nous resterons individuels dans l'éternité. Voilà quelques principes qui m'ont guidé dans mes recherches, et je me félicite de la source à laquelle je les ai puisés.

Aucune des manifestations magnétiques ou médianimiques n'est purement spirituelle ; elles viennent de l'homme, union de chair, d'âme et d'esprit; bien plus, on peut démontrer par l'auscultation qu'elles sont toujours, toujours, toujours postérieures au travail vital ou spirituel qui s'opère dans le cœur humain. Pour mieux observer le pouvoir médianimique dans ses causes et ses effets, il est bon de n'avoir en sa présence qu'un ou deux sujets à la fois, car dans les assemblées nombreuses il s'établit des courants réels de vie qui tendent à équilibrer toutes les vibrations, après les avoir déplacées. L'on peut même remarquer que plus il y a de manifestations produites avec ensemble, plus il y a de tendance à l'isochronisme du tic-tac organique; ce qui n'est rien auprès de l'isochronisme du pouls de la vie spirituelle. Il est écrit quelque part : « Après qu'ils eurent « prié, le lieu où ils étaient assemblés trembla : tous « furent remplis du saint Esprit, et il prêchaient hardi- « ment la parole de Dieu. Toute la multitude de ceux « qui croyaient n'était qu'un cœur et qu'une âme. — « *Multitudo autem credentium erat cor unum et anima* « *una.* (Act. ap., IV, 13.) » Assurément, la meilleure méthode pour opérer des prodiges et des merveilles, c'est de se mettre dans des conditions analognes, sinon identiques. L'union fait la force; oui, mais à condition que cette union existe dans les cœurs, dans les âmes et dans l'esprit.

Note physiologique sur la vibration

Lorsqu'on vient à ausculter le cœur humain à l'oreille nue, il semble impossible au premier abord d'isoler la vibration spirituelle ou vitale du tic-tac organique. Bien des médecins, se livrant sans préambule à cet examen direct sur le cœur du premier venu à l'état ordinaire de veille et de santé, pourraient être tentés de contester la présence au cœur de cette vibration spéciale. Il faut qu'il y ait là, en effet, une difficulté réelle puisque cette distinction, consistant à dédoubler le bruit complexe du cœur en deux bruits distincts, n'a pas été soupçonnée par les explorateurs les plus attentifs.

Sans doute, il est bien rare qu'on rencontre un sujet sur lequel la vibration du cœur soit aussi ardente et aussi tranchée que chez la jeune femme dont j'ai parlé dans ce travail, et que j'ai présentée à plusieurs membres de la Société médicale du Panthéon; là, en effet, où retentissait le bruit comme celui d'une fournaise ardente, il suffisait d'interposer la plus mince planchette de bois, entre le thorax et l'oreille de l'explorateur, pour qu'on n'entendît plus que le tic-tac organique, sec, toujours calme et régulier.

Cependant l'on parvient assez promptement à vaincre cette difficulté sur tous les sujets, dès qu'on a ausculté comparativement le bruit du cœur d'une somnambule pendant son sommeil extatique prolongé, et celui du même cœur avant ou après ce sommeil. Il est impossible qu'on ne soit pas frappé d'une différence très-réelle, consistant dans le caractère vibrant.

L'auscultation du cœur au côté droit du thorax donne encore une idée du bruit du cœur dégagé de sa vibration vitale, car celle-ci ne se transmet pas à distance, dans les organes, comme le tic-tac organique.

Soit qu'on ausculte le cœur à nu au côté droit du thorax, ou bien à travers une planchette au niveau de la région précordiale, c'est à très-peu de chose près le même tic-tac sec qu'on entend.

Pour faciliter l'étude en commençant, il sera bon de choisir un sujet en qui la vie intérieure est mobile et bien accentuée, telles que sont en général les personnes dites nerveuses.

Voici encore un moyen qui fera concevoir à tout le monde ce que c'est que le bruit complexe du cœur humain. Imaginez par la pensée que vous unissez ensemble le tic-tac sec qu'on entend à la région droite du thorax, au bruit vibratoire que chacun entend dans sa tête lorsqu'il vient à se boucher profondément les conduits auriculaires avec les index, et vous aurez à peu près constitué le bruit complexe du cœur humain à l'état ordinaire de veille et de santé. Mais je le répète, tout cela ne vaut pas l'audition préalable des deux bruits parfaitement isolés, tels qu'on peut les reconnaître dans le somnambulisme profond et mieux encore dans l'extase prolongée. Ici, en effet, tandis que toute la vibration est fervente à la tête, le tic-tac du cœur bat avec une sécheresse qui est pour ainsi dire douloureuse à entendre. Soit dit en passant, si l'on venait de nouveau à discuter sur les mouvements et les bruits physiques du cœur, comme cela a eu lieu récemment à l'Académie de médecine, j'engagerais les expérimentateurs à faire leurs démonstrations de préférence sur les cataleptiques, dont le tic-tac valvulaire bat avec une netteté sans pareille.

A l'égard des mouvements du cœur, l'on pourra également remarquer qu'il n'y a absolument aucune expansion ou dilatation de cet organe vers le thorax ou vers le monde extérieur dans les états d'extase profonde, de catalepsie léthargique et de somnambulisme, avec transport de toute la vibration du cœur au cerveau. En ces états le cœur bat dans son propre intérieur, si l'on peut parler ainsi. L'on entend les valvules se dresser alternativement et s'abaisser sans qu'il y ait propulsion des parois. Le cœur est vraiment alors une machine hydraulique, mais, qu'on le sache, cet état n'est pas l'état permanent chez l'être humain. Plus la vibration est fervente au cerveau, plus il y a de sécheresse dans le tic-tac du cœur. L'on ne peut donc invoquer ici l'action réflexe du cerveau sur le cœur, comme quelques-uns le voudraient, car plus il y a d'ardeur spirituelle à la tête, plus il y a de calme au cœur.

Règle générale, l'allure d'un cœur a de singulières ressemblances avec l'allure extérieure de l'individu, et à plus forte raison avec son caractère moral.

www.ingramcontent.com/pod-product-compliance
Ingram Content Group UK Ltd.
Pitfield, Milton Keynes, MK11 3LW, UK
UKHW020218200726
13856UKWH00004B/1466